COMMENT ON DÉFEND
LES GARÇONS ET LES FILLES

Contre les Accidents

DE LA

PUBERTÉ

PAR LE

Dr Henry LABONNE

Licencié ès sciences naturelles
Officier de l'Instruction publique

« L'esprit a sa puberté, comme le corps. »
LAMARTINE.

Prix : 1 franc

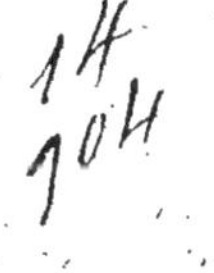

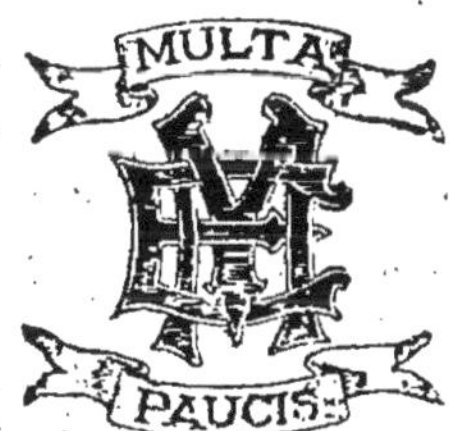

PARIS

L'ÉDITION MÉDICALE

29, RUE DE SEINE, 29

Tous droits réservés

COMMENT ON DÉFEND
LES GARÇONS ET LES FILLES
Contre les Accidents
DE LA
PUBERTÉ

COMMENT ON DÉFEND

LES GARÇONS ET LES FILLES

Contre les Accidents

DE LA

PUBERTÉ

PAR LE

Dr Henry LABONNE

Licencié ès sciences naturelles
Officier de l'Instruction publique

« L'esprit a sa puberté, comme le corps. »
LAMARTINE

Prix : 1 franc

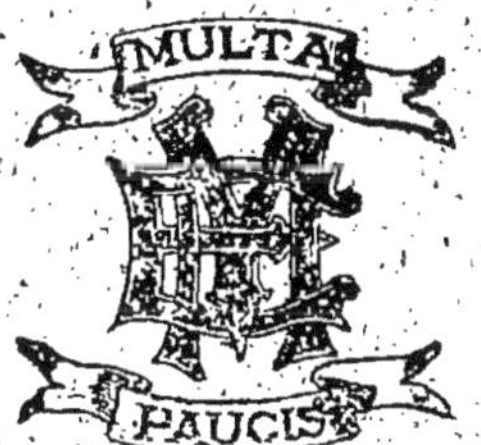

PARIS

L'ÉDITION MÉDICALE

29, RUE DE SEINE, 29

COMMENT ON DÉFEND
LES GARÇONS ET LES FILLES
Contre les Accidents
DE LA
PUBERTÉ

CHAPITRE PREMIER

Définition de la Puberté et de la Nubilité.

Pour les peuples latins : la **puberté**, de Pubertas, venait du mot puber, dérivé lui-même du verbe *pubere*, se couvrir de poils.

La puberté indique donc ce stade de l'existence, intermédiaire à l'enfance et à l'âge adulte, où le jeune homme et la jeune fille voient leurs organes génitaux, ainsi que les aisselles, devenir *pubescents*.

Pour le Code Napoléon : l'**âge de puberté** est celui auquel le législateur autorise l'union, dite mariage. Mais, au point de vue médical ou physiologique, il y a une grande différence entre la puberté et la nubilité.

L'un n'implique pas l'autre, loin de là.

La puberté précède la nubilité. Et, de même que, pour apprendre très vite une langue vivante, il vaut mieux commencer par la parler que d'étudier au préalable la grammaire, je cite, au début de mon travail, un article du *Journal de médecine et de chirurgie pratiques*, qui, entrant dans le vif du sujet, forcera le lecteur à réfléchir et à tirer des conclusions pratiques de mon nouveau « *Comment on défend* ». Oui, je le proclame bien haut, les femmes, en France, sont fécondées beaucoup trop tard et la solution du problème de la repopulation est trouvée.

ART. 20064. — **La puerpéralité chez les femmes âgées de moins de 16 ans.** — On a publié relativement peu de cas de maturité précoce, ainsi que nous le faisions remarquer, au sujet d'un article de M. le docteur Guérin-Valmale, en 1898 (art. 17903) et d'une observation de M. le docteur Mouret, relative à un accouchement chez une fille de 14 ans et deux mois (art. 17960).

A ce moment, il n'en existait guère qu'une cinquantaine d'observations, dont quatre seulement parues en France, et on n'avait pas publié de statistiques tirées de nos maternités sur ce sujet. Depuis, M. le docteur Pannetier (1901), a relevé, à la clinique Tarnier, sur 17.000 accouchements, 27 cas chez des femmes âgées de moins de 16 ans.

Tout récemment, M. le docteur Georges Picard, dans un travail fort intéressant, vient de faire des recherches analogues, en s'efforçant d'établir les particularités de ces maternités précoces (1).

Cette statistique montre bien que la fréquence de la grossesse, chez les femmes âgées de moins de 16 ans, est peu considérable. En effet, sur les 31.921 observations de femmes accouchées, dans le service de M. le professeur Pinard, de l'année 1883 à l'année 1903, tant à la maternité de l'hôpital Lariboisière qu'à la clinique Baudelocque, on ne trouve que 38 cas.

Parmi ces très jeunes femmes, vingt sont originaires de Paris ou du département de la Seine, sept du nord de la France, dix du sud et une seule du Sénégal. Ce sont des ouvrières, pour la plupart (couturières, domestiques, blanchisseuses, fleuristes, etc.); six seulement sont sans profession.

Ce qu'il est intéressant de constater, c'est que les incidents de la puerpéralité ne sont nullement à craindre chez les femmes âgées de moins de 16 ans. Elle ne paraissent pas plus exposées que les autres à l'avortement ou à l'accouchement prématuré et leur grossesse doit aller à terme, si des complications, qui ne leur sont pas spéciales, ne viennent pas en interrompre le cours.

La conclusion de ce travail, très documenté, peut tenir en deux lignes : c'est que rien ne permet

(1) Thèse de Paris, chez Naud.

d'établir une différence entre ces grossesses et celles qui se produisent chez des femmes plus âgées ; il est même à noter que les enfants, mis au monde dans ces conditions, sont de beaux enfants et que les garçons sont plus nombreux et aussi plus gros que les filles.

Il serait aussi légitime de conclure, du travail de M. Picard, que c'est par un préjugé fâcheux que l'on retarde autant le mariage que l'on le fait chez nous, retard qui, pour les filles, tend à s'accentuer de plus en plus.

Nous citerons, en terminant, une observation curieuse donnée par M. Picard, d'après le docteur Willard (de Chicago), observation relative à une femme dont on peut dire, assurément, qu'elle employa bien son temps ; il n'en faudrait pas beaucoup de cette catégorie pour assurer notre repopulation, bien qu'il y ait quelques petites réserves à faire au sujet de la morale.

C'est le cas d'une fille-mère de 11 ans 11 mois et 20 jours. Cette fille se livrait à la prostitution depuis l'âge de 8 ans ; elle fut réglée à 10 ans et accoucha facilement d'un bel enfant. Son accouchement fut suivi d'une phlébite double qui guérit. La femme se livra de nouveau, pendant dix années, à la prostitution, puis se maria avec un fermier. Après plusieurs avortements, dus à la syphilis, elle se guérit assez pour avoir sept beaux enfants.

—

CHAPITRE II

Appareil génital de la Femme à la Puberté. — Ovaire et Ovule. Fécondation.

Vers la treizième année, en France, les règles commencent à couler, en même temps que d'importantes modifications vont avoir lieu dans les deux ovaires. Leur couleur blanchâtre va se foncer, leur surface, unie et lisse, va se couvrir de cicatrices et prendre un aspect crevassé.

D'où viennent ces cicatrices?

De la déchirure d'un ovisac, suivie de la chute d'un ovule. Dans un ovaire normal, il y a plus de trois cent mille *ovisacs* qu'on appelle *vésicule de Graaf*.

Ces *ovisacs* (pour rester clair, je supprime les détails qui n'intéressaient pas nos lecteurs habituels), renferment les ovules qui ne mûrissent que les uns après les autres, à des intervalles assez réguliers, mois lunaire environ, époques *menstruelles*.

Le phénomène de la *menstruation* est donc intimement lié à celui de l'*ovulation*.

L'épithélium de la matrice, ou cavité utérine, mue comme le font les cheveux, les plumes ou les poils et, en se décrochant, met à nu de petits vaisseaux sanguins, ces derniers s'ouvrent et donnent lieu à un écoulement de sang, plus ou moins abondant.

Dès que l'ovule est mûr, la capsule, la bourse qui le contient, je veux dire l'ovisac, pour l'appeler par son nom, se gonfle si bien que, comme la grenouille de la fable, il en crève, puis se cicatrise en formant, à la *puberté* seulement, les taches dont je parlais plus haut. Ces taches sont les corps jaunes. Alors l'ovule chassé est recueilli par le pavillon de la trompe de Fallope (suivre sur une figure que l'on trouve aujourd'hui dans tous les livres d'histoire naturelle ou d'anatomie) muni de cils vibratiles dont le mouvement force l'ovule à cheminer le long de l'oviducte, jusque dans l'utérus. S'il a été fécondé durant ce voyage, l'ovule reste dans la matrice; sinon il est expulsé avec les autres produits de la menstruation. Celle-ci est donc une véritable ponte commençant de douze à quatorze ans chez les jeunes Européennes.

Mais suivons maintenant un ovule fécondé.

Sans l'accouplement de deux individus de

sexes séparés, l'ovule incomplet ne se développerait pas davantage; il doit recevoir un appoint équivalent à une portion de noyau perdue, cet appoint lui sera fourni par un élément masculin, nommé spermatozoïde.

Le spermatozoïde est la cellule mâle dans le mystérieux et sublime phénomène de la reproduction; nous y reviendrons au chapitre de la puberté chez l'homme.

De nombreux symptômes précurseurs annoncent à la jeune fille qu'elle va devenir femme et les mères, ou, à défaut, celles qui en tiennent lieu, doivent veiller et la rassurer. J'ai eu la confidence d'une fillette de 13 ans qui, se croyant atteinte d'un mal affreux, souffrit beaucoup moralement en silence plusieurs mois de suite; elle n'osait en parler et inventait toute sorte de moyens pour dissimuler les taches de sang.

Le pénil ou mont de Vénus, nous l'avons dit, commence à se garnir de poils, en même temps que la peau, soulevée par le développement de cellules adipeuses, forme une éminence plus harmonieuse que chez l'enfant. Les deux grandes lèvres, au lieu de rester béantes, s'appliquent l'une contre l'autre par leur surface interne et ferment chastement l'entrée du vagin.

Tandis que les petites lèvres, cachées jusque-là, viennent faire saillie au dehors. Il est même utile à l'esthétique que ces nymphes (autre nom des petites lèvres) restent dans des limites convenables, car leur portion, qui dépasse les grandes lèvres, au lieu de rester rose et humide, devient brunâtre et sèche.

Chez les Hottentotes ou Bochimans, c'est l'exagération extraordinaire de ces nymphes qui forme le tablier, très prisé des indigènes.

Certaines races, comme les Négrilles ou Pygmées africains, dont on s'occupe beaucoup à l'heure où j'écris ce petit volume, ont toute la surface du corps, sauf le visage, la paume de la main et la plante du pied, recouverte d'un fin duvet assimilable au lanugo des nouveau-nés. A la puberté, ce duvet se transforme en poils véritables, mais crépus comme chez les autres nègres.

Le clitoris devient érectile, les glandes vulvo-vaginales sont plus volumineuses, la membrane hymen ou pucelage augmente de consistance et son épaisseur atteint environ 1 millimètre.

On sait que la nature, toujours harmonieuse, d'après Bernardin de Saint-Pierre, a ménagé un orifice dans la membrane hyménéale afin de permettre l'écoulement des règles; cet orifice augmente lui aussi de *dimensions* jusqu'à la puberté. Il admet alors l'extrémité du doigt.

Cependant, la verge en érection ne saurait y pénétrer sans déchirure, sauf quelques rares exceptions. Il serait en dehors de mon étude de m'étendre sur ce chapitre.

Le calibre du vagin, organe de la copulation, augmente parallèlement et ses parois deviennent plus solides. Les ovaires, plus mous et plus vasculaires, se gorgent de sang.

La *matrice*, si petite chez l'embryon et chez l'enfant, prend à la puberté des dimensions relativement énormes : son corps bombé se sépare nettement du *col* raccourci. Le poids de la matrice, à la puberté, est de 50 grammes environ, tandis qu'il atteint une moyenne de 80 grammes chez les femmes qui ont eu plusieurs enfants.

La *cavité* ou creux de la matrice, qui n'était jusque-là que virtuelle, pour ainsi dire, devient manifeste et triangulaire, en même temps que la muqueuse qui la tapisse, subit de notables changements. Elle s'épaissit, se plisse, se mamelonne.

Seins. — Ambroise Paré, dans son anatomie, donne une singulière explication de l'existence des glandes mammaires chez les deux sexes. Dieu, dit-il, n'a point voulu que la femme puisse s'enorgueillir de posséder des organes qui manqueraient à l'homme ! La vérité est que les seins témoignent des lois de symétrie qui dominent l'organisation de tous les êtres d'une même classe, tout en restant rudimentaires chez les mâles. Ces glandes appartiennent exclusivement à la classe des mammifères, dont elles constituent un des principaux caractères ; de là le nom qui sert à distinguer tous ces animaux.

Les seins sont formés par de nombreux acini ou glandes dont les conduits (canaux excréteurs) se réunissent entre eux, de façon à constituer quelques troncs principaux qui vont s'ouvrir au sommet de l'organe sur une saillie dénommée *teline* ou *mamelon*. A la puberté, c'est-à-dire quand l'organisme a atteint un degré de développement suffisant pour que les organes de la génération entrent en activité, les seins, par sympathie génitale ou, vraisemblablement, stimulés par le *rut* des ovaires, se développent; les conduits galactophores bourgeonnent et il n'est pas exceptionnel d'observer, comme à la naissance du reste, une sécrétion blanchâtre comparable au lait des nouveau-nés.

Le cou augmente de volume en même temps que ce que les poètes nomment la gorge dans une jeune fille. La glande thyroïde subit un afflux sanguin Les prostituées ont le cou volumineux et Catulle, il y a quelque deux mille ans, disait déjà dans son *Hymne au Mariage* : « Demain, jeune épousée, le collier placé par ta nourrice ne pourra plus entourer ton cou. » Malgaigne, rien de nouveau sous le soleil, emprunta même à Catulle cette idée en indiquant son fameux procédé du fil, pour savoir si une femme a déjà éprouvé la voluptueuse approche de l'homme. La mue de la voix est beaucoup moins accentuée chez la jeune fille que chez l'adolescent.

CHAPITRE III

Appareil génital de l'Homme
à la Puberté.
Testicules et Spermatozoïdes.
Effets de la continence.
Mue de la Voix.

La femme est formée plus tôt que l'homme (à Paris, 15 ans et 5 mois), car la majorité des auteurs indique, comme âge de puberté :

12 ans 1/2 à 15 ans 1/2 chez la femme ;
13 ans 1/2 à 16 ans chez l'homme.

Donc, vers l'âge de *13 ans*, la semence commence à se former chez l'homme, mais, selon Beaunis, le sperme ne contiendrait de spermatozoïdes que de 18 à 20 ans.

Le *sperme*, ou *matière séminale*, est constitué par une sécrétion des testicules auquel s'ajoutent, au moment de l'éjaculation, le produit d'autres glandes : vésicules séminales, glandes prostatiques, glandes de Cooper.

Testicules. — Les testicules (Galien et les anciens appelaient les ovaires *testes muliebres*, testicules féminins) sont deux glandes préalablement logées dans le ventre et qui, à la naissance, émigrent dans une *bourse*, ou scrotum, qui flotte extérieurement au bassin. Mille canalicules environ, très contournés, forment ces glandes, à la face postérieure desquelles ils aboutissent dans les canaux d'excrétion formant l'*épididyme*. A celui-ci fait suite un canal déférent, en communication avec un réservoir ou vésicule séminale et débouchant dans l'urèthre qui, lui-même, traverse le pénis (verge) où le gland. Ici, je place une remarque qui m'est tout à fait personnelle : beaucoup de clients, à qui j'ordonnais une injection, me manifestaient la crainte de voir le liquide médicamenteux descendre dans leur bourse! et me demandaient le moyen d'éviter cet avatar ; ils ne se doutaient pas du long chemin du canal déférent, chemin primitivement court du testicule, *non encore descendu* à la vésicule séminale, mais doublé par la position du même testicule chez l'adulte.

Spermatozoïde. — Joue le rôle, nous le répétons, de la cellule mâle dans la reproduction. Chez l'homme, les spermatozoïdes sont de petites cellules longues de 50 millièmes de millimètre, avec une tête et une queue renflée à sa base. Ils peuvent progresser la tête en avant. Ces mouvements sont rapides dans le sperme chaud et dans les milieux alcalins, mais fort atténués dans un liquide même très faiblement acide. Les solutions fortement acides les tuent instantanément.

Les jeunes femmes stériles peuvent puiser, dans cette donnée, fournie par le microscope, un enseignement pratique : elles sont susceptibles de recouvrer la fécondité perdue par des lavages ou des injections alcalines.

Le maximum de vitalité des spermatozoïdes a lieu à une température un peu supérieure à la normale, à 40°.

Dès que le plus agile a rencontré un ovule, il y pénètre et forme, dans sa masse, une petite tache claire centrale avec des granulations, c'est l'aster ou pronucléus mâle; dès lors, l'ovule est devenu un œuf qui va reproduire un être semblable, et moralement et physiquement, aux parents qui ont donné les deux cellules spécifiques.

Les testicules, très peu développés chez les jeunes animaux, prennent, à la puberté, un grand accroissement, et ne tardent pas, en sécrétant beaucoup, à remplir de sperme les vésicules séminales. Les centres nerveux, excités, incitent l'adolescent à la masturbation. Aussi lisons-nous, dans nombre d'auteurs grecs ou latins, que les familles riches abandonnaient un jeune esclave à la satisfaction génésique de leur fils devenu pubère.

Les mœurs actuelles nous permettent, seulement, de conseiller les mariages précoces.

Il n'est pas moins vrai que la continence occasionne des troubles et même des symptômes dou-

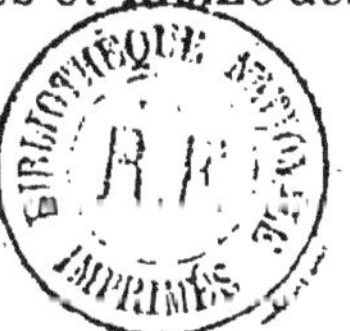

loureux au niveau du cordon testiculaire. Mais, à quelque chose, malheur est bon, car, si cette sécrétion testiculaire n'est pas rejetée au dehors, elle peut se résorber, grâce aux riches plexus lymphatiques qui entourent les canalicules sémi-nifères et augmenter (Brown-Séquard) en même temps l'énergie physique et morale.

Tacite attribuait la vigueur et le courage des anciens Gaulois à l'*inexhausta pubertas*, dont les druides faisaient une loi religieuse.

Des relations indéniables existent entre l'état des glandes génitales mâles et le développement du squelette. L'atrophie génitale est de règle chez la plupart des géants.

Mais c'est surtout au niveau de la glotte que nous allons voir la *puberté* amener le phéno-mène si connu de la *mue de la voix;* les *cordes vocales*, allongées et épaissies, abaissent le son d'une octave au moins et le son devient *grave*, de soprano qu'il était auparavant. On sait que la chapelle sixtine est desservie par des eunuques. Singulière idée de faire chanter les louanges du créateur par un mutilé.

L'ablation des ovaires, inversement, masculinise la voix en même temps qu'elle donne des mous-taches au sexe faible. Donnons donc en passant aux jeunes acteurs ou chanteurs, élèves du Con-servatoire, un bon conseil pour défendre leur voix : qu'ils fuient les excès sexuels!

CHAPITRE IV

Morphologie et Squelette du Pubère.
Dents, soins à donner.

Le jeune mâle, à la puberté, est dépourvu de beauté ; d'abord, il est maigre, parce qu'il a consommé ses réserves nutritives en *graisse*, ensuite, l'harmonie de toutes les parties du corps n'existe pas encore. Les jambes sont trop longues, les pointes osseuses trop accentuées, le visage trop anguleux, le nez trop saillant. Il me souvient d'une caricature de l'époque où l'on représentait le malheureux prince impérial, mort en somme bravement chez les Zoulous, fuyant en fiacre, ses oreilles bouchaient les portières ; considérez un jeune homme quelconque à l'époque où sa lèvre supérieure s'ombrage seulement d'un semblant de moustache, et toujours vous trouverez ses pavillons disproportionnés.

Enfin, l'expression virile manque.

Ajoutez souvent aussi que les boutons d'acné émaillent le front, les joues et le menton de leur pigmentation rougeâtre. Aussi Pline a-t-il écrit : *matrimonio curat varus*. Voici mon traitement, applicable aux deux sexes, car les filles ne sont pas épargnées :

1° Tous les deux jours, prendre le matin à jeun une demi-cuillerée à soupe de l'électuaire suivant, soit pur, soit délayé dans du lait ou dans de l'eau :

    Soufre pulvérisé et lavé..   deux parties.
    Miel blanc.............:.... une   —
         Mêlez.

2° Appliquer sur les boutons la pommade suivante, pendant toute la nuit :

    ℞ Résorcine...............   5 grammes.
      Talc de Venise..........   5   —
      Poudre d'amidon de blé.. 5   —
      Oxyde de zinc...........   5   —
      Vaseline................ 20   —
      Essence de géranium rosat. V gouttes.
                        (*La Bonne*).

Le matin, on enlève cette pâte avec de l'huile d'olive et de la ouate.

3° Avant les repas, un verre à Bordeaux du *Vin des Frères Phocéens* (Dépôt : Pharmacie Centrale, 7, rue de Jouy, Paris), pour les garçons ;

quant aux filles, elles prendront de l'*Élixir A. Bayle*, même pharmacie.

Chez la jeune fille, au contraire, formée plus tôt que l'homme, et physiquement et moralement, les proportions plus harmonieuses vont éveiller la sensation du beau qui n'est, on le sait, que la splendeur du vrai.

Les os iliaques écartés forment la ligne de taille, les seins! mais je laisse Nadaud chanter pour moi dans la *Vigne* :

> Au printemps, la vigne en sa fleur,
> D'une fillette a la pâleur.
> L'été, c'est une fiancée
> Qui fait craquer son corset vert.

(Je cite de mémoire) :

> « A l'automne, tout s'est ouvert,
> C'est la vendange et la pressée. »

La courbe domine dans les lignes le tissu cellulaire, qui moule muscles et os, surtout sur les épaules et sur les racines des membres, accentue la grâce et l'élégance. La physionomie, plus décidée, n'est pas, que l'on me pardonne le mot, bébête comme celle du jeune homme : les mouvements n'ont pas non plus la raideur ou la gaucherie que l'on remarque chez ce dernier.

Squelette osseux. — Chez l'enfant qui vient de naître, il n'existe, dans le squelette, aucune différence entre les deux sexes, mais, à la puberté, au contraire, l'ossature devient définitive et, comme il fallait s'y attendre, c'est surtout vers la ceinture que la différenciation sera marquée. Le bassin masculin, qui n'aura pas besoin de s'élargir, est étroit et haut, celui de la femme est large avec une grande excavation. La soudure des vertèbres coccygiennes débute également à la puberté.

La cage thoracique (n'allez pas croire avec la Bible que la jeune fille ait une côte de moins que l'homme), est moins large chez la femme que chez l'homme; aussi le sexe faible a-t-il ce que les physiologistes dénomment la respiration pectorale plus développée.

C'est ce mouvement dont les mères d'actrices conseillent l'exagération à leur progéniture, de palpiter en scène avec passion. Un autre avis pratique en passant : fuyez comme peste les corsets mal faits ou trop serrés. Riez des Anglaises, si vous le voulez; mais, en attendant, elles ne geignent point, comme nos jeunes filles pubères, sous le martyre d'un estomac pincé, en bateau, ou d'un rein déplacé.

Maintenir les forts, soutenir les faibles, ramener les égarés, doit suffire à cet instrument de torture, mais on ne lui demande pas de déformer ou d'engendrer des maladies.

Que de fois j'ai constaté des poches stomacales créées par le corset, poches stomacales dans lesquelles s'accumulent des résidus de digestion, d'où infections généralisées avec, par surcroît, une haleine qui fait s'enfuir l'amour effarouché. Le corset produit encore l'essoufflement, parce qu'il diminue le champ respiratoire en comprimant les poumons. La résignation est certes une vertu féminine, mais je ne la conseille pas : mieux vaut défendre sa santé que sacrifier à la mode.

Un mal à débuts insidieux, forme éloignée du rachitisme et résultant presque toujours d'une alimentation insuffisante ou mal réglée, menace le squelette de la puberté. L'adolescent s'épaissit, semble se tasser, sa tête s'élargit, ses articulations se nouent; ses jambes s'arquent, les côtes et le sternum s'affaissent, de façon à rendre la poitrine bombée en avant et retirée sur les flancs, les dents font mal. Alors, n'hésitez pas, donnez des œufs sous n'importe quelle forme, de l'huile de foie de morue, des bains salés et du phosphate de chaux.

Formule de bain salé :

750 grammes de sel de cuisine;
50 grammes de chlorure d'ammonium,

à prendre tiède tous les deux jours.

Phosphates sous forme de néo-phosphates assimilables (formule *Melville*, licencié ès sciences).

Quant aux dents, qui jouent un rôle si important pour la nutrition et même la beauté de l'adolescent des deux sexes, je ne saurais mieux faire que de leur consacrer la majeure partie de ce chapitre.

Hygiène préventive pendant la deuxième dentition. — La deuxième dentition se fait dans l'ordre suivant :

Premières grosses molaires, éruptives vers..............	6 ans.
Incisives centrales............	7 —
— latérales...........	8 —
Premières prémolaires......	9 à 10 ans.
Deuxièmes	11 ans.
Canines.....................	11 à 12 ans.
Deuxième grosse molaire...	12 à 13.
Troisième — ...	18 à 25.

Tel est le tableau type. Mais l'évolution ne se fait pas toujours dans un ordre aussi parfait ; les dents de lait peuvent persister jusqu'à un âge avancé. Je dirai même que, lorsqu'une de celles-ci vient à se carier, il faut la conserver le plus longtemps possible en arrêtant le développement de la carie par une obturation parfaite. L'extraction effectuée à une période assez éloignée de la deuxième dentition est suivie d'une cicatrice osseuse, qui obture la porte de sortie réservée à la dent permanente ; si cependant une dent définitive pousse sous la dent de lait et que celle-ci imprime à la première une direction vicieuse, il ne faut pas hésiter à arracher la dent temporaire.

Conclusion : examiner très souvent la bouche des enfants, puisque carie ou déviation peuvent être guéries.

Au point de vue physiologique, on connaît les phénomènes qui se passent dans la bouche : la mastication, la salivation, la gustation.

Au point de vue esthétique, qu'ai-je besoin de rappeler qu'une bouche saine, avec des dents bien rangées, est une des plus belles parures du visage? Une dentition complète, c'est presque un brevet d'éternelle jeunesse ; tandis que des brèches, en permettant aux muscles releveurs ou abaisseurs d'exagérer leur action, donnent même aux adolescents un aspect vieillot et ridé; c'est donc une nécessité de combattre les nombreux effets d'une dentition défectueuse et, avant de passer brièvement en revue les diverses maladies qui menacent nos organes masticateurs, je vais entrer dans le vif de mon sujet : indiquer par quelle méthode infaillible, pour peu que l'on s'y prenne à temps, on assure l'antisepsie buccale, partant la conservation des dents. Le chapitre des affections sera destiné à ceux qui n'ont pas eu la bonne fortune de naître dans un milieu soucieux de l'hygiène.

Quand vous inspectez votre bouche, le matin au réveil, qu'y voyez-vous, surtout au collet des dents ? un enduit blanchâtre, crémeux, comme sébacé, formé, d'une part, par certaines excrétions des gencives, de l'autre, par la fonte ou la desquamation de l'épithélium de revêtement de la muqueuse buccale et, si nous prenions le microscope, nous apercevrions un monde grouillant de microbes dans ce blanc impur.

Supposez que nous le laissions en place et que notre vitalité soit un peu amoindrie par des maladies générales ; alors, nous verrons apparaître un liseré rouge sur le rebord des gencives, une odeur repoussante de l'haleine, des décollements, des déchaussements, du pus même qui sortira sous la seule pression des doigts et vous pensez bien que tous ces micro-organismes, que toutes ces toxines produites par les fermentations buccales, la *bouche est le paradis des fermentations*, déglutis, iront intoxiquer le tube digestif tout entier et empoisonner l'organisme. Prenons donc bien vite la brosse et, comme nous le ferions pour des pucerons qui menaceraient les arbres de notre jardin, frottons avec énergie et adresse.

Mais il y a un choix à faire dans les brosses : elles doivent être dures et avoir des crins disposés en rangs assez écartés les uns des autres pour que l'on puisse les nettoyer facilement ; enfin, il est inutile d'insister sur la solidité des soies, outre qu'il est désagréable de les sentir vous étrangler le gosier, voici ce que je détache du *Journal médical de New-York :*

« En opérant un malade atteint d'une typhlite, un chirurgien américain n'a pas été peu surpris de découvrir, comme cause de l'inflammation, une soie de brosse à dents, qui s'était engagée dans l'appendice vermiforme. »

A cet accident, d'une gravité parfois mortelle, viennent se joindre les désagréments qui peuvent résulter de l'immobilisation des soies entre deux dents ou bien de leur pénétration dans le larynx.

Il est bon aussi que la courbure du manche de la brosse soit anatomiquement disposée pour suivre celle des mâchoires et aller bien au fond jusqu'aux dents de sagesse.

Avec quoi se brosser? avec du savon d'abord? Oui, madame, du savon, et le vulgaire produit de Marseille n'est pas le moins bon; du *Savon au menthol Van Denn* serait encore mieux, car il ferait de l'asepsie en même temps que de l'antisepsie; mais, à défaut, prenez le pain que vous aurez sous la main, savonnez tout, la mousse vous semblera d'abord nauséeuse, mais bientôt vous vous y habituerez, et je vous prédis que vous éprouverez le besoin de cette toilette intime si des soucis au réveil vous la faisaient oublier. Aussitôt après le savonnage, qui a bien détergé la muqueuse, émulsionné les corps gras, dissous les résidus, vous vous rincez deux ou trois fois avec de l'eau tiède préparée ainsi : une cuillerée à bouche de *Menthol Van Denn* versée dans un grand verre d'eau.

Le menthol n'est pas seulement flatteur au goût, comme les autres dentifrices, qui ne sont qu'agréables, mais il est absolument antiseptique sans attaquer ni les dents, ni la muqueuse buccale.

Vous pouvez ensuite terminer cette toilette, si vous êtes chez vous, par quelques pulvérisations de menthol ou de coaltar dans les proportions indiquées ci-dessus et dirigées jusqu'au fond du pharynx; vos cordes vocales s'en trouveront bien, mais l'influenza (1), la grippe ou les rhumes fort mal.

Après le repas, quelque minime qu'il soit, il faut user du cure-dents pour enlever les résidus alimentaires, puis procéder comme ci-dessus; chez l'enfant, le cure-dents sera avantageusement remplacé par un fil de caoutchouc rigide qui s'étire assez facilement pour passer entre les dents mêmes serrées. Le soir surtout, il faut recommencer, car les lésions des dents ou de la muqueuse se produisent facilement pendant le sommeil, alors que les phagocytes dorment aussi peut-être? et que, en tout cas, les fonctions buccales et la sécrétion salivaire sont amoindries.

Quiconque observe les règles d'hygiène buccale que je viens de donner, gardera ses dents, verra sa salive conserver ses qualités normales et possédera toujours une haleine saine et fraîche.

---

(1) Lire, par le même auteur, *Comment on se défend de l'Influenza*. Paris, Société d'Éditions scientifiques (1900).

CHAPITRE V

Sang, Cœur, Veines et Artères.
Respiration chez le Pubère
des deux sexes.
Somnambulisme, Alimentation,
Alcool et Tabac.

La quantité des globules rouges du sang augmente à la puberté, mais diminue à l'âge adulte (1).

Il y a également majoration dans la quantité totale du fluide vital, d'où il résulte une pression artérielle plus forte. Chacun sait avec quelle facilité le jeune homme ou la jeune femme rougissent, de ces modifications dans la circulation nous sommes en droit de tirer une nouvelle preuve du maximum de *vitalité* à la puberté.

Le cœur plus volumineux voit également sa

(1) Lire mon volume *Comment on se défend contre les maladies du sang.*

richesse en fibres contractiles s'augmenter au détriment des fibres lisses ou fibres de la vie organique et cette donnée histologique nous explique pourquoi cet âge est si facilement émotif.

Passions, héroïsme, enthousiasmes, irritation nerveuse, sensibilité, instincts sexuels, s'exaltent à l'infini en même temps que l'imagination inquiète triomphe souvent de la raison. Le pubère est asservi par les troubles profonds de son organisme et a besoin, comme le jeune Télémaque, d'un mentor aussi sage que la chaste Minerve. J'ai connu un médecin savant et bon observateur, aimant avec passion un fils unique ; or, certain jour qu'il avait ausculté ce cher héritier, il faillit devenir malade de peur, parce qu'il avait constaté l'hypertrophie normale de la puberté et qu'il la prenait pour un cas pathologique ; contre ces cardiopathies on peut donner, sans inconvénient et avec succès, la potion suivante qui renforcera la musculature du cœur :

℞ Extrait aqueux de muguet...   10 gr.
    Infusion de thym........... 200 —
    Sir. d'écorces d'oranges amères 70 —

En même temps, on conseillera, pour les vacances, le climat de montagnes ou de forêts.

Une fluxion de tous les tissus résulte de cet apport de matériaux par un liquide devenu plus riche en principes nutritifs.

Du reste, les relations indéniables qu'on observe expérimentalement entre l'état des glandes génitales et le développement général, se retrouvent en clinique.

M. Roy a déterminé l'allongement du train postérieur chez le bœuf ou le chapon par la castration. Il a de même constaté l'allongement des membres inférieurs sur divers squelettes d'eunuques et l'allongement des membres chez les géants infantiles.

La capacité vitale du poumon, partant l'amplitude respiratoire, diminue au commencement de la puberté pour augmenter dans la suite.

La fréquence respiratoire est moindre; mais n'insistons pas sur ces détails purement scientifiques et passons vite au côté pratique.

Quelle nourriture donner à l'adolescent ?

En première ligne, des aliments azotés, parce qu'ils sont essentiellement réparateurs et qu'ils entretiennent et renouvellent le mieux les muscles et le sang : œufs, pain, viandes rouges, légumes secs, lait, sucre.

Les végétaux herbacés sont plus pauvres en azote et leur usage exclusif donnerait une alimentation insuffisante, mais ils sont des plus utiles pour empêcher la constipation. Permettez donc aux demoiselles la salade presque à discrétion, le soir, et conseillez-leur de manger des pommes le matin à jeun dans le lit; elles éviteront le purgatif avec ces deux petits moyens plutôt agréables.

L'alcool et, par conséquent, le vin, la bière, les liqueurs, le cidre, sont absolument inutiles. Faites boire de l'eau-de-vie à un jeune chien à l'époque de sa puberté et vous l'empêcherez parfaitement de grandir. Certes, il y a, dans la première période de l'ivresse, une phase qui n'est pas sans charme, mais la cellule cérébrale, excitée, payera d'une dépression fâcheuse cet accès de gaieté. Jeunes filles, repoussez les liqueurs, l'eau de mélisse, les vins de quinquina, de kola, de coca, qui vous rendent vilaines en parsemant de plaques rubicondes votre beau visage et qui vous donneront sûrement de la gastrite.

Le tabac est un poison; que mon jeune lecteur se souvienne de son premier cigare et il ne me démentira pas! Il abolit la mémoire; les premiers de Polytechnique, une statistique sérieuse l'a prouvé, ne fumaient pas. Inutile donc de s'aguerrir et de *piper* comme un homme par vanité ou par esprit d'imitation.

Sous l'influence du surmenage, à une période d'examen, par exemple, il n'est pas rare de rencontrer chez le ou la pubère une forme de l'éréthisme nerveux qui va jusqu'au somnambulisme. Je me souviens même que dans le vieux couvent, dirigé par des prêtres, où je commençai mes études, il existait un dortoir grillagé à l'usage de quelques élèves atteints de cette singulière maladie. On a vu pendant l'attaque, qui dépend ordinairement de troubles gastriques, des adolescents parcourir de longues distances, marcher sur les toits, sur les rampes d'escalier, ouvrir des portes, bref, accomplir certains actes rêvés avec une précision extraordinaire, tout en restant inconscients de leurs faits et gestes, au réveil!

Comment combattre ces désordres nerveux?

En cessant le surmenage intellectuel, en surveillant le régime alimentaire, en changeant d'habitat, en conseillant la gymnastique et la balnéation.

CHAPITRE VI

Hygiène de la Puberté.

Comme ce nouveau « Comment on défend » n'est pas destiné à des enfants, mais bien à des nubiles, plutôt même aux parents, je ne tairai rien de ce que je crois utile à la défense de la santé chez le pubère. Pour mieux me faire comprendre, je citerai quelques lignes de Léopold Hervieux, dans sa préface à une traduction des fables de Phèdre. « Dans la fable Œsopus et Rusticus, Esope et le fermier, Phèdre signale les monstrueuses pratiques auxquelles le célibat peut pousser les bergers et, dans le dernier vers, il en fait en ces termes indiquer le remède par Esope :

Uxores, inquit, da tuis pastoribus,
Fermier, pourvois de femmes tes bergers.

Que fait M. Denise en sa qualité de professeur de grammaire et de sous-principal des Artiens, au collège de Navarre, il tremble à la pensée qu'il

pourra avoir révélé à ses élèves un vice qui, à la
vérité, révolte l'imagination, et, cependant, vou-
lant traduire la fable, il la rend vide de sens ; au
vers que j'ai cité, il substitue ces mots :

Quod æquum est, inquit da tuis pastoribus.
Fournis à tes bergers ce qui leur convient.

J'ai déjà dit, plus haut, que je conseillais *uxorés*
aux nubiles, mais le danger qu'ils doivent éviter
est celui de devenir *avarié*, aussi répétons-nous,
avec la doctoresse écossaise Agnès Mac Laren,
que : Il faut rompre un silence néfaste à la jeunesse. Par une sorte de pruderie, on la laisse aller
à la ruine, et morale et physique, on ne l'avertit
pas. C'est une faute. Nous sommes responsables
de cette maladresse hypocrite. J'ai provoqué de
petites réunions de mères de famille. Je leur ai
démontré la nécessité impérieuse de parler avec
netteté à leurs fils ; je leur ai fait comprendre
qu'il était de leur devoir de prémunir la jeunesse
contre ses entraînements, en lui montrant les
conséquences funestes.

Le tort de l'éducation, c'est à la fois d'afficher
un puritanisme étroit et sot, et une indulgence
qui se fait la complice des amours trop précoces.
Une mère de famille lâche ses jeunes gens, à la
fois gênée à la pensée des fredaines qu'ils risquent
de faire et au fond flattée de ces aventures, qui
sont leurs premières prouesses de mâles. Il

advient qu'ils perdent, en de tristes équipées, le respect de la femme et d'eux-mêmes, le sens pur et profond de l'amour, base de la famille, et souvent, pour toujours, leurs forces physiques...

N'envisageons que cette dernière hypothèse, si vous le voulez ; c'est un grand bien que cette ligue — il appartient à une femme qui est médecin de le dire ; il appartient aux directeurs des grandes écoles de le comprendre. Et que personne ne se cabre, par une pudeur mal entendue, devant l'objet de cet enseignement, personne, même le prêtre.

La blennorrhagie est un mal qui fait de nos jours d'incessants progrès, atteignant non seulement les adultes, mais plus souvent les adolescents contaminés aux portes même de leurs collèges ou bien encore aux portes de leurs casernes. A la campagne, c'est encore différent, quoique plus terrible, car toujours vivace est cette croyance, que l'homme malade se guérira, s'il peut contaminer une vierge, à laquelle il passera son mal.

Mais assez de diversion ; passons aux faits. Un bon et radical moyen c'est l'*emploi du préservatif en baudruche ou en caoutchouc.*

« Faible rempart contre la contagion, cuirasse contre le plaisir », a pu écrire un amoureux du paradoxe ; mais l'assertion est fausse si la cuirasse est bien imperméable et défend au pus l'entrée du canal uréthral.

Usez donc, dans le coït illégitime suspect, surtout pendant la période menstruelle, qui favorise la pullulation des gonocoques, de l'habit anglais, dû à l'imagination de *Condom*. Uriner, aussitôt après l'acte vénérien, et se laver soigneusement le pénis à l'eau froide est un bon moyen prophylactique si l'on a fait des infidélités au préservatif.

Une solution de permanganate de potasse ainsi faite :

Permanganate de potasse..   0.05 cent.
Eau.....................   150 gr.

injectée quelques minutes après l'acte suspect, serait très efficace et sans danger. Mais cependant il est utile de faire remarquer que toute injection, lancée dans le canal immédiatement après le coït, est irritante pour la muqueuse.

Le Christophe Colomb du gonocoque de la chaude-pisse a démontré qu'un contact de cinq secondes d'une solution de nitrate d'argent dans de l'eau distillée à deux pour cent, suffit pour détruire ce microbe à la surface de la muqueuse.

Zeisse conseille un lavage de la verge à l'eau froide après l'éjaculation, puis une instillation dans le méat de protagol glycériné à 20 0/0. Cette méthode est pour lui absolument inoffensive et mérite d'être popularisée.

Bien que le moi soit haïssable, j'oserai dire que j'ai doublé heureusement ce cap des tempêtes de tout étudiant et de tout soldat, en ayant la précaution de m'oindre le « *comment a nom* » (ainsi disaient les chastes écrivains du temps de Rabelais) d'un corps gras. Trempez-vous un doigt dans l'huile, puis essayez de le mouiller, vous n'y arriverez point, l'eau roule à la surface sans prendre contact à l'épidérme ; le corps gras isole donc la verge.

La meilleure formule sera celle-ci :

> Vaseline parfumée.   10 grammes.
> Sublimé.......... 0,01 centigramme.

Cette pommade tiendra peu de place en un tout petit pot que vous logerez dans votre poche avant de partir au combat de Vénus, vous pouvez même écarter délicatement les lèvres du méat et faire pénétrer la vaseline jusqu'à la fosse naviculaire.

Un autre bon conseil : malgré Mme de Staël, qui dit que l'amour est de l'égoïsme à deux, pensez surtout à vous, pour peu que vous exploriez un terrain marécageux, moins vous vous attarderez, plus vous aurez la chance de ne pas vous enlizer dans la fondrière (1).

---

(1) Consulter *Comment on défend ses organes intimes,* par le docteur MOBA.

Inutile de dire que ces moyens préventifs concernent également la syphilis.

La législation française fixe l'âge minimum du mariage à 15 ans, pour les femmes, et à 18 ans, pour les hommes. Mon confrère et ami Bertillon, souverain pontife de la statistique, a démontré, par des tables de mortalité, que l'état de mariage (ou d'union libre) est, en général, favorable à la santé et à la longévité. Mais il est indispensable d'ajouter, sans réserve, que les parents songent à la constitution des futurs conjoints, plutôt qu'à la richesse. Il ne faut plus qu'Harpagon soit préféré aux jeunes hommes robustes, grâce à son coffre-fort, ni qu'un vieux laideron, riche en écus, triomphe sur les saines jeunes filles en épousant un Adonis. L'avenir de la race, l'hérédité morale et physique, importent beaucoup plus au bonheur de l'humanité que les convenances pécuniaires.

Il échappe à quelques médecins un conseil qui me révolte : vous les entendrez préconiser le mariage comme moyen de guérison dans certaines affections ; mais pardon, cher docteur, vous proposez un contrat entaché de mauvaise foi, puisque vous êtes certain qu'il y aura au moins une dupe en l'affaire.

Sports. — Mieux encore qu'aux ouvriers, il conviendrait d'appliquer aux pubères la journée de huit heures : huit heures de travail, huit heures de récréation, huit heures de sommeil.

mais je suis de l'avis du grand philosophe Herbert Spencer, qui vient justement de mourir au moment où je rédige ces quelques pages, il ne faut avoir qu'une foi limitée dans les vertus de la gymnastique et bien se garder d'identifier la force musculaire avec la force constitutionnelle. On s'imagine, dit-il, que le gymnasiarque qui peut enlever de lourds poids, exécuter des sauts prodigieux ou fournir à pied de très longues courses, se trouve, par cela même, plus apte au « struggle for life », combat pour la vie ; il n'en est rien. Ce qu'il faut, c'est tenir compte (surtout à l'époque de la puberté) des dépenses et des recettes de l'organisme pour en établir une juste balance. On ne saurait développer certains groupes de muscles sans nuire aux autres. De même, les organes de la digestion n'ont qu'un pouvoir limité et le sang qu'ils aident à fabriquer doit nourrir tout le corps. La force mécanique d'un jeune athlète ne peut s'acquérir qu'en diminuant l'énergie vitale.

L'accroissement en longueur des os dépend de la suractivité des cartilages épiphysaires, caractérisée chez beaucoup de pubères des deux sexes par des douleurs locales assez vives ; cette souffrance, vous l'exagérerez par le surmenage des muscles qui, en thèse générale, constitue la gymnastique. Pour beaucoup de professeurs français, toute culture physique ou intellectuelle doit prendre une forme sévère, celle d'un devoir, pourquoi ?

Rendez donc l'effort agréable car, ajoute le philosophe, « de même qu'il est hors de doute qu'une joyeuse promenade dans les champs, à travers un beau paysage, est plus profitable qu'une marche d'un nombre de pas égal dans une chambre ; de même, la gymnastique, constituée par des jeux accompagnés de bonne humeur et de franche gaieté, est de beaucoup plus fortifiante que celle qui ressemblerait à un pensum ! » Marche, course modérée, jeux de plein air, natation, bicyclette sans record, sont les exercices de choix.

Vêtements. — Le costume des Grecs et des Romains, avec ses amples et flottantes draperies, valait mieux que le nôtre, mais, comme il faut vivre avec l'ennemie, la mode, je vais toujours donner quelques conseils concernant l'âge pubère, dont nous nous occupons : pas de complet serré, étriqué, collant, mais vêtements bouffants, légers en été, épais en hiver. La couleur noire, qui absorbe le mieux la chaleur pendant la canicule et qui, au contraire, la laisse le mieux s'échapper l'hiver, est la plus mauvaise.

Les bottines trop ajustées donnent des cors aux pieds et sont froides, il faut donc les prendre larges et même ouatées l'hiver. La flanelle collante à la peau possède l'avantage d'absorber la sueur et de s'opposer au refroidissement consécutif à son évaporation, mais il faut en changer très souvent, sous peine de la porter saturée de toxines sécrétées par la peau. Je conseille de la réserver aux débiles.

Le costume actuel des jeunes filles est plus hygiénique que celui des garçons, mais je fulmine encore contre le corset, qui entrave à la fois la diastole cardiaque, l'ampliation respiratoire du thorax et la circulation du foie ! N'est-ce donc rien, non plus, que ces sillons, nids à microbes, qu'il marque sur la peau ?

Pour terminer la défense de la puberté, un dernier conseil extrêmement important : défiez-vous d'un travers des plus communs, qui consiste à charger le *changement d'âge* de tous les péchés d'Israël.

Aucune phase de l'évolution naturelle des humains ne constitue une maladie ; ne répétez donc pas avec tout le monde, parce que tout le monde se trompe : « Ce n'est rien, c'est la croissance » ; mais si, au contraire, il y a souffrance, voire simplement gêne, appelez le médecin, qui recherchera la cause : migraines, insomnie, digestions pénibles, fonctions intestinales paresseuses, palpitations, vertiges, éblouissements, etc., relèvent, non pas du *changement d'âge*, mais d'une maladie coïncidente, qu'il faut soigner.

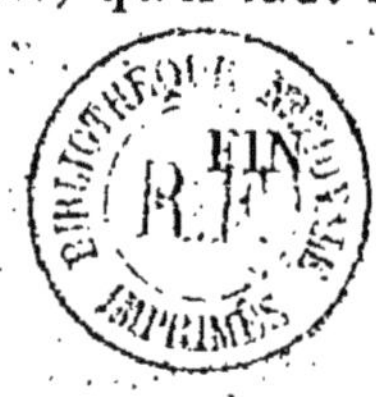

TABLE DES MATIÈRES

Le Mans. — Association Ouvrière, 5, rue du Porc-Épic.

www.ingramcontent.com/pod-product-compliance
Ingram Content Group UK Ltd.
Pitfield, Milton Keynes, MK11 3LW, UK
UKHW022213070726
13613UKWH00004B/1634